Ayurveda et Minceur

Équilibrer votre Poids Naturellement

Par

Sophie Duclos Porte

Table des matières :

INTRODUCTION

L'Ayurveda, une ancienne sagesse indienne de la vie, nous rappelle que l'équilibre est la clé de la santé et du bien-être. Dans un monde obsédé par la minceur et les régimes miracles, l'Ayurveda nous offre une approche unique et holistique de la perte de poids. Elle nous enseigne que la minceur n'est pas seulement une question de kilos en moins, mais une quête pour atteindre notre poids naturel et nous sentir en harmonie avec nous-mêmes.

Ce livre, "Ayurveda et Minceur : Équilibrer votre Poids Naturellement", a pour objectif de vous guider à travers les enseignements de l'Ayurveda pour vous aider à atteindre et à maintenir un poids santé de manière durable. Que vous soyez novice en Ayurveda ou que vous cherchiez à approfondir vos connaissances, vous trouverez ici une source d'inspiration et de conseils pratiques.

Au fil des pages, vous découvrirez les fondements de l'Ayurveda, y compris les doshas - les trois forces vitales qui gouvernent notre constitution - et comment ils influencent votre poids. Vous apprendrez à identifier votre dosha dominant, ce qui vous aidera à personnaliser votre approche de la perte de poids.

La nutrition ayurvédique est un aspect essentiel de ce voyage, et nous explorerons les aliments recommandés pour chaque dosha, ainsi que les principes d'une alimentation équilibrée selon l'Ayurveda. Des recettes et des exemples de repas adaptés à chaque dosha vous seront présentés pour vous aider à vous nourrir de manière appropriée.

La digestion joue également un rôle crucial dans l'Ayurveda, et vous découvrirez des conseils pour améliorer votre digestion, y compris l'utilisation d'épices et de plantes ayurvédiques.

Pour un corps sain et équilibré, nous explorerons les pratiques ayurvédiques, y compris la routine matinale (Dinacharya), l'importance de l'exercice et du yoga, ainsi que l'utilisation de l'aromathérapie et des massages ayurvédiques.

Le stress et les émotions sont souvent négligés dans le contexte de la perte de poids, mais l'Ayurveda les prend en compte. Vous apprendrez comment le stress et les émotions affectent votre poids et découvrirez des techniques ayurvédiques pour gérer ces aspects de votre vie.

Enfin, vous apprendrez à élaborer un plan de perte de poids personnalisé en fonction de votre dosha dominant, en gardant à l'esprit la patience et la persévérance nécessaires pour atteindre vos objectifs de manière saine et durable.

Nous sommes ravis de vous accompagner dans ce voyage passionnant pour équilibrer votre poids naturellement grâce à l'Ayurveda. Préparez-vous à explorer les trésors de cette ancienne sagesse et à découvrir comment elle peut transformer votre relation avec la minceur. Laissez-nous vous guider sur le chemin de l'équilibre, de la santé et du bien-être.

Chapitre 1 : Les Fondements de l'Ayurveda

Bienvenue dans le monde fascinant de l'Ayurveda, un système de médecine holistique qui a traversé les siècles en offrant des solutions pour une vie saine et équilibrée. Dans ce chapitre, nous allons plonger dans les principes fondamentaux de l'Ayurveda, en mettant l'accent sur les doshas - les trois forces vitales qui façonnent notre constitution physique, mentale et émotionnelle.

Section 1 : Comprendre les Doshas

Les doshas, Vata, Pitta et Kapha, sont les piliers fondamentaux de l'Ayurveda. Ils représentent des combinaisons uniques d'éléments qui définissent notre nature individuelle. Comprendre ces doshas est essentiel pour équilibrer votre poids naturellement.

1. **Identifiez les Éléments Constitutifs**
   - L'élément **Vata** est composé d'éther et d'air. Il incarne la mobilité et le changement.
   - L'élément **Pitta** est constitué de feu et d'eau, symbolisant la chaleur et la transformation.
   - L'élément **Kapha** est formé de terre et d'eau, représentant la stabilité et la structure.
2. **Les Doshas et Vous**
   - Chacun d'entre nous possède une combinaison unique de ces doshas, qui définit notre constitution, ou "Prakriti".
   - Identifiez votre Prakriti en observant vos traits physiques, vos préférences, votre comportement et votre santé.

Section 2 : L'influence des Doshas sur votre Poids

Les doshas jouent un rôle clé dans la détermination de votre poids. Comprendre comment ils agissent vous aidera à équilibrer votre silhouette.

1. **Vata et le Poids**
   - Les personnes Vata ont tendance à être minces, avec un métabolisme rapide.
   - Elles sont sujettes à des fluctuations de poids et doivent se concentrer sur la régularité alimentaire et la stabilité émotionnelle.
2. **Pitta et le Poids**
   - Les individus Pitta ont une constitution de taille moyenne, souvent musclée.
   - Ils ont un métabolisme efficace mais peuvent prendre du poids en cas de stress.
3. **Kapha et le Poids**
   - Les Kaphas ont tendance à être plus corpulents et à stocker du poids facilement.

- Ils ont besoin d'un régime alimentaire équilibré et d'un exercice régulier pour maintenir un poids sain.

Section 3 : Identifier votre Dosha Dominant

La première étape pour équilibrer votre poids naturellement est de découvrir votre dosha dominant. Suivez ces étapes simples pour le déterminer.

1. **Auto-Évaluation**
   - Observez vos caractéristiques physiques, votre tempérament, vos préférences alimentaires et vos réactions au stress.
2. **Questionnaire Dosha**
   - Répondez à un questionnaire ayurvédique en ligne ou dans un livre pour affiner votre identification.
3. **Consultation Ayurvédique**
   - Si vous le souhaitez, consultez un praticien ayurvédique qualifié

pour une évaluation plus approfondie.

En comprenant votre dosha dominant, vous serez mieux préparé à suivre les conseils ayurvédiques spécifiques pour équilibrer votre poids et à vivre en harmonie avec votre constitution. Continuez à explorer les principes de l'Ayurveda dans ce livre pour découvrir des moyens concrets d'atteindre votre poids idéal en toute sérénité.

Chapitre 2 : Nutrition Ayurvédique pour la Minceur

Dans ce chapitre, nous plongerons dans le monde de la nutrition ayurvédique et découvrirons comment choisir les aliments qui correspondent à votre dosha pour favoriser la perte de poids.

Section 1 : Les Aliments en Fonction de leur Nature

Les aliments sont classés en fonction de leur nature, qu'elle soit chaude, froide, humide, sèche, etc. Comprendre cette classification est essentiel pour une alimentation ayurvédique équilibrée.

Lorsque vous choisissez les aliments en fonction de leur nature, vous prenez en compte les éléments et les qualités qui les composent. Voici un aperçu des principaux points à retenir pour chaque dosha :

- **Vata** est apaisé par des aliments chauds, humides et lourds. Optez pour des plats à base de légumes cuits, de grains entiers, de légumineuses et d'huiles saines comme le ghee (beurre clarifié).
- **Pitta** bénéficie d'aliments frais, doux et non épicés. Les légumes frais, les céréales complètes, les légumineuses et les produits laitiers, comme le yaourt, sont d'excellents choix.
- **Kapha** est stimulé par des aliments secs, chauds et épicés. Priorisez les légumes amers, les légumineuses, les céréales légères et les épices chauffantes telles que le gingembre, le poivre et la cannelle.

Section 2 : Principes de l'Alimentation Équilibrée selon l'Ayurveda

L'Ayurveda propose des principes spécifiques pour une alimentation saine. Suivez ces recommandations pour maintenir votre équilibre doshique.

Une alimentation équilibrée selon l'Ayurveda repose sur plusieurs principes fondamentaux :

- **Équilibre des Goûts** : Chaque repas doit contenir les six goûts ayurvédiques : sucré, acide, salé, amer, piquant et astringent. Cet équilibre favorise la satisfaction et prévient les fringales.
- **Choisir des Aliments de Saison** : Manger des aliments de saison permet d'harmoniser votre constitution avec les cycles naturels. Les aliments frais et de saison sont plus bénéfiques.
- **Alimentation Légère en Dîner** : Le repas du soir doit être plus léger que celui de la journée. Cela facilite la digestion et améliore la qualité de votre sommeil.
- **Hydratation Consciente** : Boire des liquides chauds ou à température

ambiante, tels que des tisanes, est préférable à l'eau glacée. Cela aide à maintenir l'équilibre des doshas.

Section 3 : Recettes et Exemples de Repas pour Chaque Dosha

Passons maintenant à la pratique. Voici des exemples de recettes et de repas adaptés à chaque dosha pour vous aider à atteindre votre poids idéal.

Repas pour Vata
Un repas équilibrant pour Vata pourrait inclure une soupe aux lentilles, du riz basmati aux légumes cuits, une compote de pommes cuite avec des épices réchauffantes et une infusion de gingembre.

Repas pour Pitta
Un repas apaisant pour Pitta pourrait consister en une salade de concombre à la menthe, du quinoa au citron, une compote de poires et une infusion de coriandre.

Repas pour Kapha
Un repas stimulant pour Kapha pourrait

comporter un curry de légumes avec du millet épicé, des légumes verts sautés, des fruits frais et une tisane au poivre noir.

Astuce Pratique : Ajustez les portions et les ingrédients en fonction de votre dosha dominant et des besoins de votre constitution.

En intégrant ces principes de nutrition ayurvédique à votre quotidien et en explorant les recettes fournies, vous prendrez une étape significative vers l'atteinte de votre poids idéal. Continuez à lire pour découvrir d'autres aspects de l'Ayurveda qui contribueront à votre voyage vers une minceur équilibrée.

Chapitre 3 : L'Ayurveda et la Digestion

Ce chapitre explore l'importance cruciale de la digestion selon l'Ayurveda et vous guide à travers les conseils pour maintenir une digestion saine.

Section 1 : L'Importance de la Digestion dans l'Ayurveda

Dans l'Ayurveda, la digestion est considérée comme la pierre angulaire de la santé. Elle est le processus qui transforme les aliments en énergie vitale. Comprendre son rôle est essentiel.

1. **La Digestion comme Feu Sacré**
   - La digestion est comparée à un feu sacré appelé "Agni". C'est ce feu qui permet au corps de

décomposer les aliments en nutriments utilisables.

2. **Énergie Vitale**
   - Une digestion saine crée une énergie vitale, ou "Ojas", qui renforce le système immunitaire, la vitalité et la clarté mentale.
3. **Relation avec les Doshas**
   - Chaque dosha a son propre type d'Agni. Comprendre votre dosha dominant est essentiel pour ajuster votre alimentation et vos habitudes en conséquence.

Section 2 : Conseils pour Améliorer la Digestion

Il existe de nombreuses façons d'améliorer la digestion, allant des choix alimentaires aux pratiques de bien-être. Suivez ces conseils pour maintenir un Agni fort.

1. **Manger en Conscience**
   - Mangez dans un environnement calme et détendu. Mâchez

soigneusement et appréciez chaque bouchée.

2. **Éviter les Repas Lourds le Soir**
   - Le dîner devrait être plus léger que le déjeuner. Les repas copieux le soir peuvent perturber le sommeil.

3. **Éviter les Aliments Incompatibles**
   - Certains aliments ne devraient pas être combinés, par exemple, les produits laitiers et les fruits.

4. **Utilisation d'Épices et de Plantes Ayurvédiques**
   - Des épices telles que le gingembre, le cumin et le fenouil favorisent une digestion saine. Les plantes comme la réglisse et la cardamome sont également bénéfiques.

Section 3 : Les Signes d'une Digestion Saine et Comment les Maintenir

Une digestion saine présente des signes spécifiques que vous pouvez surveiller et entretenir.

1. **Selles Régulières**
   - Des selles régulières et faciles sont un signe de digestion saine. La constipation ou la diarrhée indiquent généralement un déséquilibre.
2. **Absence de Ballonnements et de Gaz**
   - Une digestion saine ne devrait pas provoquer de ballonnements excessifs ou de gaz fréquents.
3. **Énergie Après les Repas**
   - Vous devriez vous sentir énergique et alerte après un repas, pas fatigué ou léthargique.
4. **Poids Stable**
   - Maintenir un poids stable indique une bonne digestion, car votre corps assimile efficacement les nutriments.

L'Ayurveda offre des outils et des principes pour cultiver une digestion saine et dynamique. En suivant les conseils fournis dans ce chapitre, vous prendrez des mesures significatives pour renforcer votre Agni et maintenir votre bien-être général. Continuez à explorer les trésors de l'Ayurveda pour continuer à avancer sur le chemin de la santé et de la minceur équilibrée.

Chapitre 4 : Les Pratiques Ayurvédiques pour un Corps Sain

Ce chapitre est dédié aux pratiques ayurvédiques essentielles pour maintenir un corps sain, équilibré et favoriser la perte de poids. Vous découvrirez en profondeur l'impact de la routine matinale (Dinacharya), l'importance de l'exercice et du yoga, ainsi que l'utilisation de l'aromathérapie et des massages ayurvédiques.

Section 1 : Introduction à la Routine Matinale (Dinacharya) et aux Habitudes de Vie Saine

La routine matinale, ou Dinacharya, est une pratique fondamentale en Ayurveda pour bien commencer la journée.

La **Routine Matinale (Dinacharya)** est bien plus qu'une simple série de gestes matinaux. C'est une véritable cérémonie pour éveiller et nourrir le corps, l'esprit et l'âme. Voici un aperçu plus détaillé de ce à quoi peut ressembler une Dinacharya :

1. **Brossage à Sec de la Peau**
   - Utilisez une brosse en poils naturels pour stimuler la circulation sanguine, éliminer les toxines et favoriser une peau saine.
2. **Hygiène Buccale**
   - Le rinçage à l'huile de sésame ou de coco, suivi d'un brossage des dents avec du dentifrice à base d'herbes, nettoie la bouche en profondeur.
3. **Méditation et Respiration**
   - La méditation et la respiration profonde aident à calmer l'esprit, à favoriser la concentration et à renforcer la connexion avec soi-même.
4. **Petit Déjeuner Équilibré**
   - Le petit déjeuner est composé d'aliments faciles à digérer, tels que des céréales complètes,

des fruits frais et des tisanes apaisantes.

5. **Alignement avec la Nature**
   - La Dinacharya permet d'harmoniser votre rythme biologique avec les cycles naturels, favorisant une meilleure santé.

Section 2 : L'Importance de l'Exercice et du Yoga dans l'Ayurveda

L'Ayurveda reconnaît l'importance de l'exercice physique pour maintenir un corps sain et équilibré.

L'exercice physique est un élément clé pour maintenir un équilibre doshique et une perte de poids saine. Voici des conseils concrets pour incorporer l'exercice et le yoga dans votre routine quotidienne :

1. **Exercice Adapté à Votre Dosha**
   - Vata, enclin à la nervosité, bénéficie du yoga doux et de la marche. Pitta, plus chaleureux,

peut profiter de la natation et du yoga apaisant. Kapha, naturellement stable, apprécie l'aérobic et le yoga dynamique.

2. **Exercice pour Stimuler Agni**
   - L'exercice régulier augmente le feu digestif (Agni), ce qui favorise une meilleure digestion et un métabolisme sain. Des activités telles que la danse, la course à pied ou le yoga dynamique sont d'excellents choix.

3. **Équilibrer l'Exercice et le Repos**
   - L'Ayurveda insiste sur l'importance de l'équilibre. N'oubliez pas de ménager du temps pour le repos et la récupération, en particulier si votre dosha dominant est Vata.

Section 3 : L'Utilisation de l'Aromathérapie et des Massages Ayurvédiques pour Soutenir la Perte de Poids

L'aromathérapie et les massages ayurvédiques sont des pratiques essentielles pour soutenir la perte de poids de manière holistique.

1. **L'Arôme et l'Équilibre**
   - Les huiles essentielles telles que la lavande, le citron, le gingembre et le cumin peuvent influencer l'appétit, la digestion et l'équilibre émotionnel. L'aromathérapie peut être utilisée dans des diffuseurs, des huiles de massage ou des bains relaxants.

2. **Massages Ayurvédiques pour la Minceur**
   - Les massages ayurvédiques ciblés, tels que l'Abhyanga, utilisent des mouvements spécifiques pour stimuler la circulation sanguine, améliorer la digestion et éliminer les toxines. Ces massages sont non

seulement apaisants mais aussi bénéfiques pour la perte de poids.

3. **La Relaxation et le Bien-Être**
   - Ces pratiques favorisent une détente profonde, réduisent le stress et renforcent la connexion entre le corps et l'esprit, ce qui est essentiel pour la perte de poids durable.

En incorporant ces pratiques ayurvédiques dans votre vie quotidienne, vous créerez un environnement propice à la perte de poids et à une santé optimale. Ces pratiques vous aideront à nourrir votre corps, à renforcer votre énergie vitale et à maintenir un équilibre corporel sain. Continuez à lire pour explorer d'autres aspects de l'Ayurveda qui contribueront à votre voyage vers une minceur équilibrée et un bien-être global.

Chapitre 5 : Gestion du Stress et des Émotions

Dans ce chapitre, nous plongeons dans la manière dont le stress et les émotions influent sur votre poids et bien-être, selon les principes de l'Ayurveda. Vous découvrirez comment l'Ayurveda aborde la gestion du stress, en mettant l'accent sur la méditation, la respiration, et l'importance d'un sommeil de qualité.

Section 1 : Comment le Stress et les Émotions Affectent le Poids et le Bien-Être selon l'Ayurveda

Le stress et les émotions ont un impact profond sur notre bien-être et notre poids, en particulier du point de vue de l'Ayurveda. Voici des détails plus approfondis :

1. **Relation Entre les Doshas et les Émotions**
   - Les doshas réagissent différemment au stress. Par exemple, Vata peut être plus sujet à l'anxiété, Pitta peut ressentir de l'irritabilité, et Kapha peut être affecté par la léthargie émotionnelle.
2. **Alimentation Emotionnelle**
   - Le stress peut entraîner des habitudes alimentaires émotionnelles, où les gens cherchent la nourriture pour se réconforter. Cela peut conduire à la suralimentation et au choix de "comfort food".
3. **Impact Hormonal**
   - Le stress chronique peut perturber les hormones, telles que le cortisol, ce qui peut entraîner un gain de poids, en particulier autour de la région abdominale.

Section 2 : Techniques Ayurvédiques de Gestion du Stress

L'Ayurveda offre une variété de techniques pour gérer le stress et les émotions. Voici quelques approfondissements :

1. **Méditation Ayurvédique**
   - La méditation ayurvédique vise à apaiser l'esprit, à favoriser la clarté mentale et à équilibrer les doshas. Cela peut être pratiqué quotidiennement pour réduire le stress.
2. **Respiration Pranayama**
   - Pranayama, ou la science de la respiration, comprend des exercices qui calment le système nerveux, réduisent le stress et renforcent le feu digestif (Agni).
3. **Herbes et Plantes Adaptogènes**
   - Certaines herbes et plantes ayurvédiques, comme l'ashwagandha et le brahmi, sont connues pour leur capacité à réduire le stress et à équilibrer les émotions. Elles peuvent être

prises sous forme de suppléments ou d'infusions.

Section 3 : L'Importance de la Qualité du Sommeil dans la Gestion du Poids

Le sommeil joue un rôle vital dans la gestion du poids et du stress. Voici une analyse plus détaillée :

1. **Les Liens Entre le Sommeil et les Doshas**
   - Chaque dosha réagit différemment au manque de sommeil. Par exemple, Vata peut devenir anxieux, Pitta irritable, et Kapha léthargique.
2. **Pratiques Ayurvédiques du Sommeil**
   - Des pratiques comme l'instauration d'une routine de coucher régulière, la méditation du sommeil et l'utilisation d'huiles apaisantes pour le massage du corps (Abhyanga) sont des moyens d'améliorer la qualité du sommeil.

3. **Lien Entre la Qualité du Sommeil et le Métabolisme**
    - Un sommeil insuffisant ou de mauvaise qualité perturbe l'équilibre hormonal et peut contribuer à un métabolisme plus lent et à un gain de poids.

En intégrant ces techniques de gestion du stress, de méditation, de respiration et d'amélioration de la qualité du sommeil dans votre vie quotidienne, vous prendrez des mesures significatives pour maintenir un équilibre émotionnel et gérer votre poids de manière saine et durable. Continuez à lire pour explorer d'autres aspects de l'Ayurveda qui contribueront à votre voyage vers une minceur équilibrée et un bien-être global.

Chapitre 6 : Planification et Suivi de votre Voyage Minceur Ayurvédique

Ce chapitre vous guidera à travers les étapes essentielles pour élaborer un plan de perte de poids personnalisé en fonction de votre dosha dominant, tout en mettant l'accent sur l'importance de la patience et de la persévérance dans le processus. Vous apprendrez également comment suivre et ajuster votre programme au fil du temps.

Section 1 : Élaboration d'un Plan de Perte de Poids Personnalisé en Fonction de Votre Dosha Dominant

Votre dosha dominant joue un rôle crucial dans la planification de votre programme de perte de poids.

1. **Identification de Votre Dosha Dominant**
   - Si ce n'est pas déjà fait, découvrez votre dosha dominant en consultant un praticien ayurvédique ou en utilisant des outils d'auto-évaluation.
2. **Choix d'Aliments Adaptés**
   - Adaptez votre alimentation en fonction de votre dosha. Par exemple, si vous êtes Vata dominant, optez pour des aliments chauds et apaisants. Pour les Pitta, choisissez des aliments frais et doux, et pour les Kapha, privilégiez des aliments légers et épicés.
3. **Personnalisation de l'Exercice**
   - Votre type de corps et vos besoins en matière d'exercice varient en fonction de votre dosha. Ajustez votre routine d'exercice en conséquence.

Section 2 : L'Importance de la Patience et de la Persévérance

La perte de poids ayurvédique est un processus holistique qui nécessite du temps et de l'engagement.

1. **Comprendre le Processus**
   - L'Ayurveda met l'accent sur la guérison à long terme plutôt que sur des solutions rapides. Comprenez que le changement peut prendre du temps.
2. **Acceptation de Soi**
   - Cultivez l'amour de vous-même et l'acceptation de votre corps à chaque étape de votre voyage. Le bien-être émotionnel est essentiel pour la réussite à long terme.
3. **S'Adapter aux Défis**
   - Il peut y avoir des moments de stagnation ou de revers. Soyez prêt à ajuster votre programme en conséquence, en gardant toujours à l'esprit vos objectifs.

Section 3 : Conseils pour Suivre et Ajuster Votre Programme au Fil du Temps

Le suivi et l'ajustement de votre programme sont essentiels pour maintenir votre voyage de perte de poids sur la bonne voie.

1. **Tenir un Journal Alimentaire**
   - Notez ce que vous mangez, vos émotions et votre niveau d'énergie. Cela vous aidera à identifier les tendances et à apporter des ajustements si nécessaire.
2. **Consultation Régulière avec un Praticien Ayurvédique**
   - Un professionnel de la santé ayurvédique peut vous guider, vous offrir des conseils personnalisés et ajuster votre plan au fur et à mesure.
3. **Flexibilité et Adaptabilité**
   - Soyez ouvert à apporter des changements en fonction de votre évolution. Votre plan initial peut nécessiter des ajustements pour répondre à vos besoins changeants.

En suivant ces étapes, en personnalisant votre plan de perte de poids en fonction de votre dosha dominant et en cultivant la patience et la persévérance, vous serez sur la voie de la réussite dans votre voyage de perte de poids ayurvédique. La clé est de rester engagé et ouvert aux ajustements tout au long de votre parcours vers une minceur équilibrée et un bien-être global. Continuez à explorer les enseignements de l'Ayurveda pour maintenir votre santé à long terme.

CONCLUSION

Félicitations pour avoir parcouru ce voyage à travers l'Ayurveda et la minceur. Vous avez désormais acquis une compréhension approfondie de la manière dont les principes de l'Ayurveda peuvent être appliqués de manière efficace pour atteindre vos objectifs de perte de poids tout en améliorant votre bien-être global.

L'Ayurveda, avec ses bases solides de compréhension des doshas, de la nutrition équilibrée, de la digestion saine, des pratiques ayurvédiques pour le corps, de la gestion du stress et des émotions, ainsi que de la planification personnalisée, offre une approche holistique pour la minceur.

Rappelez-vous toujours que la clé du succès réside dans la patience et la persévérance. La perte de poids en Ayurveda est un processus qui prend du temps, mais qui apporte des bénéfices durables pour votre corps et votre esprit.

Restez attentif à votre dosha dominant, adaptez votre alimentation, incorporez les pratiques ayurvédiques dans votre routine quotidienne, et maintenez une attitude positive envers vous-même. Soyez prêt à ajuster votre programme en fonction de vos besoins changeants, et consultez un praticien ayurvédique pour un soutien supplémentaire.

Votre voyage de minceur équilibrée en Ayurveda est une invitation à prendre soin de vous de manière holistique, à renforcer votre santé et à maintenir un équilibre durable entre votre corps, votre esprit et votre âme. Continuez à explorer les trésors de l'Ayurveda pour une vie saine, équilibrée et épanouissante. Bon voyage !

www.ingramcontent.com/pod-product-compliance
Lightning Source LLC
Chambersburg PA
CBHW060902260726
48661CB00008B/3405